AF501133

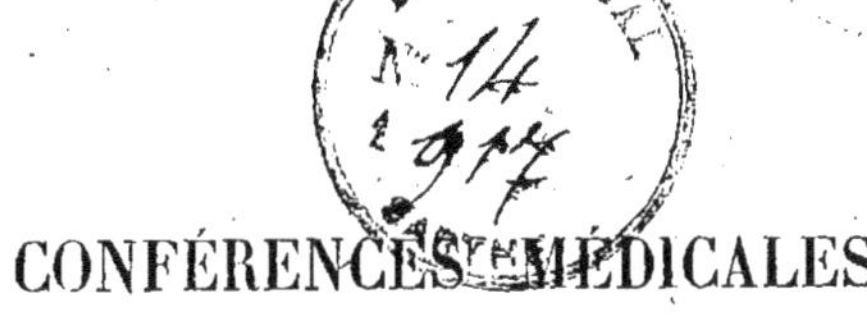

CONFÉRENCES MÉDICALES

PROTHÈSE MAXILLO-FACIALE

PAR

M. LEBEDINSKY

Médecin aide-major de 1re classe,
Chef du Centre de la 4me Région (Hôpital mixte Le Mans)
Dentiste des Hôpitaux de Paris

Extrait du Recueil des Conférences Médicales faites au Mans, en Avril 1916.

LE MANS
IMPRIMERIE MONNOYER
12, Place des Jacobins, 12

1916

PROTHÈSE MAXILLO-FACIALE

CONFÉRENCE DE M. LEBEDINSKY

Médecin aide-major de 1re classe

(Chef du Centre de la 4me Région (Hôpital mixte Le Mans),

Dentiste des Hôpitaux de Paris.

Mon intention n'est pas de vous apprendre, au cours de cette conférence, la spécialite qui porte le nom de « Prothèse Maxillo-faciale ». Plusieurs séances de deux heures seraient à peine suffisantes pour vous faire toucher du doigt les nombreux points intéressants de cette spécialité. Cette spécialité, à l'état embryonnaire en temps de paix, a pris avec la guerre un développement considérable.

Nombre de spécialités ont de telles attaches avec la médecine que tout praticien en possède les données générales les plus essentielles. Il n'en est pas de même pour la prothèse maxillo-faciale; en effet les fractures des maxillaires du temps de paix sont toutes différentes des fractures que nous sommes appelés à soigner en ce moment. De plus si la thérapeutique des fractures en général est connue de tous, il n'en est pas ainsi pour les fractures des mâchoires; un traitement tout spécial doit leur être appliqué; ce traitement relève de l'art prothétique et ne peut être mis en œuvre que par le spécialiste.

J'essaierai donc de vous donner quelques notions suffisamment précises, je l'espère, sur cette spécialité; ces notions vous permettront de juger en connaissance de cause les cas relevant du centre de prothèse maxillo-faciale. Je vous montrerai les résultats obtenus ici, même dans des cas de fractures anciennes; vous pourrez vous convaincre que d'un soldat affreusement mutilé, on peut faire un être dont l'aspect ne sera plus repoussant. Certes, dans les moments que nous vivons, le mutilé quel qu'il soit est un héros, on le regarde avec respect, on le salue, on s'incline devant lui. En sera-t-il toujours ainsi? Espérons-le. Aussi bien ne s'agit-il pas seulement d'un résultat esthétique pur. Tel mutilé qui ne pouvait s'alimenter qu'à la sonde, tel autre qui ne pouvait absorber que des liquides, peut-être des purées, pourra après un traitement judicieux s'alimenter facilement, vivre pour ainsi dire de la vie normale. C'est vous dire les services que nous pouvons rendre à cette catégorie des mutilés de la guerre.

Pour rendre cette conférence plus intelligible, je la diviserai en trois parties :

1° Organisation générale des services de prothèse maxillo-faciale et de stomatologie de la 4e région;

2° La prothèse maxillo-faciale et les différentes lésions qui en relèvent;

3° Démonstrations pratiques et présentation de blessés.

Organisation générale.

Je commencerai par vous donner des notions générales :

1° Sur le service de prothèse maxillo-faciale;

2° Sur les services de prothèse dentaire élémentaire;

3° Sur les services de stomatologie organisés dans la 4e région.

Le service de prothèse maxillo-faciale a été fondé en décembre 1915 — l'ouverture réelle du service n'eut lieu que le 1er janvier 1916. Je dois dire que je fus chargé par le directeur du service de santé de la 4e région d'installer ce service dès novembre 1915.

Un local fut affecté à l'hospice mixte à cet effet.

Ce local que nous visiterons après la conférence, était dépourvu de toute installation. Il m'a fallu un mois de travail ininterrompu pour transformer ce local et installer tout l'outillage compliqué, nécessaire au bon fonctionnement du service. Vous vous rendrez compte dans quelques instants que le temps écoulé, entre la création du service, et son ouverture effective n'a pas été perdu.

Ce service de prothèse maxillo-faciale est destiné à soigner les blessés des mâchoires, les blessés de la face autant que ces blessures de la face intéressent le massif osseux et tout particulièrement les mâchoires, inférieure et supérieure. Nous ne devons pas y soigner d'autres malades que les blessés de guerre;

je dois dire que dans cette catégorie rentrent les blessés des mâchoires en service commandé.

Le nombre de lits mis à notre disposition par le directeur du service de santé est de 50. Ces 50 lits sont dans une des baraques construites l'hiver dernier, à l'aile sud-ouest de l'hospice mixte. Baraque confortable, surélevée du sol, confortable autant que peut l'être une baraque. Je vous inviterai à visiter ce local et vous pourrez vous rendre compte que nos malades y sont convenablement installés. Ce nombre de 50 lits est minime, vous verrez d'ailleurs que nous avons dépassé ce chiffre et que dès maintenant une deuxième baraque est à notre disposition. Jusqu'ici, depuis l'ouverture du service, nous n'avons reçu qu'un très petit nombre de blessés récents. Le plus grand nombre avait séjourné depuis longtemps dans diverses formations de la région; mais lorsque les blessés des combats récents seront évacués sur la 4e région, il me semble qu'un service de 150, peut être 200 lits sera bien juste suffisant.

Voyons maintenant le personnel chargé d'assurer ce service.

Tout d'abord un chirurgien-chef, chirurgien chargé de la reconstitution maxillo-faciale, le médecin-major de 1re classe Delagénière, chirurgien chef des salles militaires de l'hospice mixte du Mans, chirurgien chef de secteur. En second lieu un médecin spécialiste, dentiste des hôpitaux de Paris, l'aide-major de 1re classe Lebedinsky, votre serviteur, chargé de soigner les blessés des mâchoires. Car avant tout et j'insiste sur ce point, c'est le spécialiste qui doit diriger le traitement des blessés des mâchoires. En effet, avant de pratiquer une opération, le spécialiste doit réduire les fractures et pour cela appliquer des appareils, je dirai particuliers à chaque cas. Alors seulement, s'il y a lieu, la nécessité d'une opération pourra être envisagée, et les blessés seront présentés au chirurgien.

Le chirurgien, vous le voyez, n'opère les blessés que d'accord avec le médecin-chef de la prothèse maxillo-faciale. Ce médecin-chef a des aides.

1° Un aide-major chargé des soins médicaux à donner aux blessés ainsi que des pansements nécessaires après les interventions chirurgicales;

2° Des chirurgiens-dentistes diplômés, six dans le cas actuel, chargés de donner les soins dentaires, de pratiquer les extractions, de prendre les empreintes, de poser les appareils. Presque tous nos blessés doivent être vus et soignés deux fois par jour.

Vous vous rendrez compte que nombre de blessés ne pourraient s'alimenter ayant leurs appareils complets en bouche, il faudra donc, avant les repas enlever telle partie gênante pour la remettre après et à tous faire un nettoyage de la bouche matin et soir, ceci pour éviter toute cause irritative provenant de la fermentation de parcelles alimentaires retenues au niveau des dents ou des appareils. Ces chirurgiens-dentistes sont sous la direction constante du chef de la prothèse maxillo-faciale, et ne font rien sans avoir pris son avis préalable;

3° Des mécaniciens-dentistes, huit à dix selon les exigences qui assurent le travail manuel du service; reconstitution des empreintes, confection des appareils, que ces appareils soient en vulcanite ou en métal coulé ou estampé (argent, maillechort). Ces mécaniciens travaillent d'après les indications du chef de service. Vous vous rendrez compte d'ailleurs beaucoup plus facilement de l'enchaînement méthodique des travaux exécutés lorsque vous visiterez le service tel qu'il est organisé.

J'ai terminé cet exposé rapide ayant trait au service de prothèse maxillo-faciale, je vous donnerai maintenant quelques notions sur l'organisation des services de prothèse dentaire élémentaire, créés pour les inaptes édentés.

Qu'est-ce qu'un inapte édenté?

Un inapte édenté est un soldat apte au service armé, s'il avait un dentier lui permettant une bonne mastication. C'est un homme qui a toutes les aptitudes physiques pour faire un soldat, sauf une denture convenable et suffisante. Donnez à cet homme un appareil de prothèse dentaire approprié, vous en faites du même coup un soldat pouvant prendre place dans le rang; avant cela, il était inutilisable comme force combattante. Or, je vais vous étonner en vous disant qu'il y a dans la 4e région ou plutôt qu'il y avait au minimum 1200 édentés; 1200 édentés attendant un appareil pour partir sur le front.

Vous vous rendrez compte du travail qu'il y a à fournir pour munir ces hommes d'un dentier, quand vous saurez que ces 1200 édentés représentent au minimum 2.000 pièces à faire. Deux mille dentiers ne se fabriquent pas du jour au lendemain, vous voyez donc qu'une organisation spéciale était nécessaire pour assurer ce nouveau service.

Antérieurement à la création du centre de prothèse maxillo-faciale, existait bien un service de prothèse dentaire élémentaire; mais ce service était insuffisant et incapable de fournir le travail énorme nécessité pour la fabrication d'un aussi grand nombre d'appareils dentaires.

Un engorgement devait fatalement se produire, si bien qu'en janvier et février, nous avions encore des édentés ayant passé en octobre 1915 le conseil de réforme qui leur avait alloué un dentier.

C'est alors que le directeur du service de santé a bien voulu me confier la direction générale de ce nouveau service, et me charger de liquider aussi rapidement que possible cette question des édentés.

A côté de notre service de prothèse maxillo-faciale, fonctionne un service de prothèse dentaire élémentaire, service non fusionné, mais étroitement accolé au premier et sous ma surveillance directe.

Tout dernièrement, à la fin du mois de mars, un centre de prothèse dentaire élémentaire a été ouvert à Dreux. Ce nouveau service assuré par deux chirurgiens dentistes et quatre mécaniciens, pourra traiter et appareiller le plus grand nombre des édentés d'Eure-et-Loir.

Les résultats obtenus justifient la création de ce nouveau service; des chiffres éloquents par eux-mêmes en montrent la nécessité absolue. Antérieurement, 50 édentés au plus étaient appareillés chaque mois dans la 4ᵉ région. Ce mois écoulé, — 25 mars, 25 avril, — nous avons appareillé plus de 200 édentés, c'est donc presque une compagnie de récupérée pour le front.

Nous espérons atteindre un chiffre encore plus fort les mois suivants et liquider en trois mois cette question brûlante des édentés qui encombraient la 4ᵉ région.

Vous m'objecterez que les conseils de réforme allouent mensuellement des dentiers à 150 ou peut-être à 200 hommes. A cela, je répondrai : ce nombre est peut-être trop élevé et sans entrer dans une discussion qui ne m'appartient pas de soulever, j'ose espérer que les conseils de réforme seront plus sévères, moins donnant, plutôt. Nombre d'hommes auxquels on alloue un dentier pourraient s'en passer. Nombre d'hommes, auxquels il manque un certain nombre de dents peuvent mastiquer d'une façon satisfaisante. Beaucoup demandent un dentier, non pour le dentier, mais pour les deux ou trois mois de répit, de vacances, puis-je dire, que cela leur donnera.

D'un autre côté, les services de stomatologie organisés récemment dans les dépôts de corps de troupes, dans les centres d'instruction, et au sujet desquels je vous dirai quelques mots, pourront et devront donner les soins préliminaires aux hommes ayant passé le conseil de réforme. De cette façon, les inaptes édentés n'auront plus à être dirigés sur les centres de prothèse élémentaire qu'au moment où la cicatrisation des gencives permettra l'application d'un dentier.

J'ouvrirai une parenthèse pour vous donner un conseil pratique. Le service de prothèse maxillo-faciale et de prothèse élémentaire de l'hospice mixte, de même que le service de prothèse élémentaire de Dreux, ne peuvent fournir un appareil dentaire que si cet appareil a été alloué par une commission spéciale de réforme. Si donc vous avez des hommes, pour lesquels vous jugez un appareil de prothèse dentaire indispensable, présentez ces hommes à la commission spéciale de réforme, laquelle prendra une décision, et c'est seulement après, que les hommes en question pourront être convoqués, traités et appareillés.

Vous voyez donc que le service de prothèse maxillo-faciale et une grande partie du service de prothèse élémentaire sont assurés au Mans; qu'un centre de prothèse élémentaire fonctionne également à Dreux, et cependant la question dentaire n'est pas épuisée et j'arrive, aux notions générales sur les services de stomatologie des dépôts de corps de troupes et des centres d'instruction.

Une circulaire ministérielle récente a prescrit l'organisation de services de stomatologie, dans la mesure du possible, dans les dépôts de corps de troupes et dans les centres d'instruction des différentes régions. Un décret parut à cette époque créant la fonction de « dentistes militaires »; 500 dentistes devaient être nommés à ce grade dans la zone des armées, et 500 à l'intérieur. Le grade de « dentiste militaire » correspond au grade d'adjudant, dont ils portent le galon et l'insigne distinctif est le caducée d'argent, auquel vient s'ajouter la lettre D.

Jusqu'ici, seuls, les dentistes du service armé ont été nommés, peut-être par la suite, les dentistes du service auxiliaire pourront eux aussi prétendre à ce grade.

Mais je reviens à la question des dentistes dans les dépôts de corps de troupes. Antérieurement à la circulaire ministérielle à laquelle je viens de faire allusion, il existait bien des régiments qui possédaient un dentiste; mais tous n'en étaient pas pourvus; certains autres, au contraire, avaient deux dentistes. Le directeur du service de santé, après avoir étudié la question, m'a chargé de réorganiser ces services, et au préalable de faire une inspection dans tous les dépôts, afin de me rendre compte sur place des conditions d'aménagement de ces services.

D'autre part, il fallait connaître le nom de tous les dentistes disponibles de la 4e région; un certain nombre d'entre eux n'étant pas utilisés, d'autres n'ayant pas fait connaître leur qualité de dentistes, se trouvaient dans les dépôts comme soldats ou comme infirmiers.

Une réorganisation totale sur de nouvelles bases s'imposait.

A la suite de mon inspection, j'ai pu obtenir, d'accord avec les commandants des dépôts, des locaux appropriés pour l'installation des services dentaires. Les nominations, les mutations furent faites rapidement et soumises à l'approbation et à la signature du directeur du service de santé. Je dois ajouter que la plupart des dentistes nommés dans leurs nouvelles fonctions, ont fourni eux-mêmes le matériel technique, ce qui a permis de réaliser une notable économie.

Je puis donc vous dire que dès maintenant, ces différents services de stomatologie sont passés de l'état de projet à la réalité la plus complète; et que dans toutes les villes où il y a un dépôt de corps de troupes, il y a un dentiste, quelquefois deux, si le nombre des hommes de ces dépôts en montre l'utilité.

J'ai terminé avec les notions générales que je m'étais promis de vous exposer au sujet du service de prothèse maxillo-faciale, ainsi que des différents services dentaires. Nous passerons maintenant, si vous le voulez bien, à la question de spécialité pure, à la question de la prothèse maxillo-faciale.

Prothèse maxillo-faciale.

Abordons maintenant le chapitre le plus important, et le plus intéressant de cette conférence. Nous allons, avant tout, passer en revue les différentes catégories de blessés, qui doivent être soignés au centre de prothèse maxillo-faciale et qui ne peuvent être soignés que là. Vous vous rendrez compte ainsi de la nécessité d'évacuer ces blessés sur le centre, et cela le plus rapidement possible.

Quelles sont les différentes lésions justiciables du service de prothèse maxillo-faciale, quels sont donc les différents blessés que nous rencontrons le plus souvent dans notre centre? Pour plus de clarté nous allons les classer en trois catégories :

1° Les occlusions des mâchoires;

2° Les plaies et blessures des téguments de la face;

3° Les lésions squelettiques.

1° *L'occlusion des mâchoires.* — Le nombre des blessés atteints d'occlusion des mâchoires est sinon considérable, du moins très important. Et vous n'êtes pas, sans avoir vu des malades de ce genre.

Je tiens dès maintenant, à attirer votre attention sur ce point spécial, que presque tous les blessés de la face, présentent des phénomènes de contracture des mâchoires.

L'occlusion des mâchoires sera, tantôt d'origine tégumentaire, tantôt d'origine articulaire, tantôt d'origine musculaire ou bien, et ce sont les cas les plus fréquents, l'occlusion des mâchoires sera mixte et due à l'ensemble des troubles articulaires, tégumentaires et musculaires.

Mais avant d'aborder l'origine et la cause de la constriction des mâchoires, je vous parlerai du traitement initial que nous faisons subir à ces malades.

Je ne parlerai pas pour l'instant des interventions chirurgicales appliquées autrefois à ce genre d'affection, et qui cependant pourront trouver leur indication, comme nous le verrons plus tard, lorsque tout autre traitement sera resté inefficace (opération de Le Dentu, arthrotomie, section musculaire ou tendineuse, désinsertion). Voyons donc d'abord la thérapeutique spéciale que nous appliquons à nos malades. Thérapeutique spéciale est peut-être beaucoup dire, et cependant elle offre ceci de particulier qu'elle se distingue des méthodes antérieurement employées par une action lente, continue et indolore.

Autrefois on se servait de l'ouvre-bouche à vis ou à crémaillère, que je considère comme un instrument à action brusque et douloureuse, et qui de plus, ne donne pas toujours les résultats désirés, en rapport avec la souffrance imposée au patient. L'ouvre-bouche, en effet, fait abaisser la mâchoire inférieure, mais la constriction semble plus accentuée dans les heures qui suivent, et ceci pour la raison suivante : les muscles trop violemment, ou trop brusquement tiraillés réagissent et se rétractent fortement.

On employait encore la toupie, méthode également brusque et peu efficace; les coins de bois auxquels je ferai les mêmes objections; le bouchon de liège, celui-ci à action plus douce, mais par contre également insuffisant, et donnant peu de résultats appréciables.

A ces méthodes brusques et douloureuses, je préfère la méthode lente, progressive et indolore. Sur quoi est donc basée cette méthode ? Tout simplement, sur l'élasticité du caoutchouc.

Nous nous servons d'un appareil très simple, et je vous prie de ne pas voir, dans le petit appareil que je vais vous montrer, une invention de mon cru.

Cet appareil est tout simplement un ouvre-bouche modifié, dans lequel la force agissante, est représentée par des élastiques de différents calibres et agissant aussi lentement et progressivement qu'on le désire. Cet appareil porte à une de ses extrémités deux gouttières, destinées à être mises entre les arcades dentaires; l'extrémité opposée peut recevoir, grâce aux petits tenons débordants, des élastiques en nombre et en force variables, ce qui permet de graduer la force employée, de la diminuer ou de l'augmenter à volonté selon le degré de résistance de la contracture.

Ces petits appareils sont fabriqués dans mon service et modifiés dans leur forme selon les cas particuliers; ils sont en vulcanite ou en métal; très légers et malgré cela très résistants; ils sont propres, faciles à nettoyer, et leur prix de revient est aussi minime que possible; nous pouvons donner un appareil à chacun de nos malades.

Bon nombre de nos blessés guéris et sortis de l'hôpital emportent leur appareil, soit à titre de souvenir, soit pour continuer à en faire usage au cas où ils conserveraient un peu de raideur de leur articulation.

Voyons donc comment nous appliquons l'appareil.

Il est exceptionnel qu'on ne puisse introduire entre les arcades dentaires, la partie de l'appareil destinée à cet usage. Notre appareil en place, nous fixons à l'extrémité extérieure un ou plusieurs élastiques (caoutchouc à section carrée employé pour lance-pierres) et nous attendons; nous laissons l'appareil en place un quart d'heure, une demi heure, quelquefois plus et nous voyons les arcades dentaires s'écarter lentement et progressivement; ces progrès sont constatés très exactement au moyen d'une tige graduée adaptée à cet appareil. Deux séances par jour en général sont imposées à chaque malade; un massage léger des muscles est pratiqué une fois par jour. La force des caoutchoucs est augmentée selon les nécessités, selon les résultats obtenus.

Vous voyez donc, qu'il s'agit bien comme je vous le disais d'une action lente, continue, indolore et méthodique.

Le résultat se fait-il attendre longtemps ? Non, au bout de quelques jours l'amélioration est manifeste, et la guérison est obtenue quelquefois en quinze jours, presque toujours en un mois; plus rarement deux mois sont nécessaires. L'occlusion des mâchoires guérit d'autant plus rapidement, qu'elle est de date plus récente, d'où l'importance et la nécessité de soumette ces malades au traitement le plus vite possible.

Je vous disais tout à l'heure, que nous faisions chaque jour une séance de massage à nos malades, j'ajouterai qu'un des avantages de ce petit appareil est de provoquer un massage automatique des muscles ; en effet, que se passe-t-il lorsque le malade a l'appareil en bouche? Les élastiques, par leur action progressive, écartent les arcades dentaires en luttant contre la contracture ; d'autre part les muscles tendent à reprendre leur forme primitive et il se produit des mouvements involontaires dus à cet antagonisme ; il se produit donc bien un automassage musculaire. Ce petit appareil n'est donc pas seulement un appareil d'ouverture de la bouche, c'est un appareil de mécanothérapie buccale.

Vous voyez d'après les modèles présentés que cet appareil peut avoir plusieurs formes, le principe restant le même ; la gouttière destinée à être mise entre les arcades dentaires peut être plus ou moins large, afin de prendre point d'appui sur un plus ou moins grand nombre de dents.

Je vous ferai remarquer que cette partie mise entre les arcades dentaires, peut-être recouverte de caoutchouc mou, la pression exercée sur les dents sera plus facilement supportée. La partie opposée sur laquelle on fixe les élastiques peut offrir un ou plusieurs points d'appui, les élastiques pourront être fixés en plus ou moins grand nombre.

Cet appareil pourra donc être modifié de diverses façons, le principe restera le même.

Je vous disais il y a peu d'instants que la guérison était obtenue en un ou deux mois, guérison d'ailleurs obtenue d'autant plus rapidement que le malade y met plus de bonne volonté, mais il y a des cas où le malade ne guérit pas.

Il faut donc dans ces cas établir l'étiologie exacte de ces constrictions rebelles et en établir le mécanisme.

Il s'agira tantôt de brides cicatricielles extra ou intra buccales ; ces dernières et surtout les brides qui siègent au niveau de l'espace intermaxillaire sont rebelles au traitement de mécanothérapie. C'est là la vraie constriction des mâchoires d'origine cicatricielle.

Il s'agira tantôt de lésions musculaires, de vraie sclérose des fibres musculaires (du masseter, du pterygoïdien interne, du temporal). C'est là la constriction des mâchoires d'origine musculaire appelée encore rétraction des mâchoires.

Il s'agira tantôt des lésions articulaires, ankylose fibreuse ou osseuse de l'articulation temporo-maxillaire.

C'est là, la constriction des mâchoires d'origine articulaire. Mais le plus souvent il s'agira d'une occlusion des mâchoires due à l'ensemble des troubles articulaires, musculaires, et tégumentaires.

Une fois la nature de la constriction des mâchoires établie, le traitement sera en rapport avec l'étiologie. Dans la constriction tégumentaire on débridera les cicatrices extra ou intra buccales. Dans la rétraction des mâchoires on fera la désinsertion de la sangle pterygo-massetérine (Kocher-Le Dentu) ou la section du tendon du temporal lorsque ce dernier muscle est en cause.

Je vous montrerai deux de nos malades, presque guéris à l'heure actuelle, et auxquels nous avons dû faire : à l'un, la section du tendon du temporal, et à l'autre l'opération de Le Dentu ; ces malades qui étaient en occlusion totale seront guéris en moins de deux mois.

Dans l'occlusion des mâchoires d'origine articulaire, l'arthrotomie pourra s'imposer.

Quelle que soit l'intervention nécessitée par l'occlusion des mâchoires l'application de notre appareil est d'une nécessité absolue si on veut obtenir une guérison complète et rapide.

Voici, résumé autant que possible ce que je voulais vous dire sur l'occlusion des mâchoires, je passerai à la deuxième variété des lésions relevant de la prothèse maxillo-faciale, je vous parlerai des plaies et des blessures des téguments.

Plaies et blessures des téguments de la face.

Nous voyons depuis les lésions les plus petites, les plus bénignes, jusqu'aux lésions les plus vastes, les plus étendues et les plus graves. Tantôt il s'agira d'une plaie de la lèvre, d'une cicatrice vicieuse de la commissure, tantôt d'une plaie de la joue avec perte de substance plus ou moins étendue, tantôt de la section du canal de Stenon, des lésions de la glande parotide, tantôt de la destruction de la paupière, de l'aile du nez, du nez en presque totalité, destruction de la loge parotidienne, destruction de l'œil. La plupart de ces cas relève plus de la chirurgie que de l'art prothétique ; ces blessés doivent être dirigés sur le centre de Prothèse maxillo-faciale; car, il existe d'ailleurs presque toujours des lésions concomitantes des mâchoires, de l'os malaire, des os propres du nez, et nous pouvons rendre les plus grands services à ces blessés.

Après avoir été examinés à ce point de vue tout particulier, ces malades sont opérés par le chirurgien chef de la reconstitution maxillo-faciale, le médecin-major de 1re classe Delagenière, qui assure soit par les autoplasties, soit par les greffes, le côté chirurgical.

Je ne m'arrêterai pas plus longtemps à cette variété de blessures.

Je tiens pourtant à vous dire que la chirurgie esthétique de la face est des plus délicates, surtout lorsqu'il s'agit de reconstituer ou de régulariser les pourtours des orifices, buccal, nasal et orbitaire. Heureusement que dans ces circonstances nous avons le médecin-major Delagenière qui, en opérant d'une main de maître, me fait profiter de sa grande expérience chirurgicale.

Je passerai maintenant à la troisième variété, de beaucoup la plus importante, je veux parler des lésions squelettiques de la face.

Lésions squelettiques de la face.

Les lésions squelettiques sont de beaucoup, je viens de le dire, les plus importantes et en même temps de beaucoup les plus fréquentes. Nous verrons ici toutes les lésions traumatiques des mâchoires, depuis les plus bénignes, les plus légères — la simple fissure du tissus osseux — jusqu'aux plus graves et les plus compliquées la perte presque totale, ou totale du maxillaire.

Et dès maintenant je vous dirai : des blessés qui vous sembleraient devoir rester horriblement mutilés, et pour lesquels la vie paraîtrait devoir être à charge, pourront avec des soins appropriés, je ne dirai pas seulement guérir, mais être guéris au point que leur alimentation sera sinon très facile tout au moins très possible, et que nous pourrons rendre à ces mutilés la faculté de vivre une vie normale.

Je ne vous parlerai pas de l'étiologie, pas plus que de la symptomatologie des fractures des maxillaires.

D'ailleurs cette étiologie du temps de paix disparaît devant l'étiologie du temps de guerre. Ni la solidité du tissu compact du maxillaire, ni sa mobilité sur l'articulation temporo-maxillaire n'atténuent le choc de l'agent vulnérant ; le projectile atteint le soldat aussi bien caché soit-il, et vient fracasser la mâchoire après avoir pénétré en un point quelconque de la face.

Il s'agit quelquefois de fractures simples, comparables à celles que nous étions accoutumés de voir ; le plus souvent il s'agit de fractures compliquées, de fractures à grand fracas, avec perte de substance plus ou moins étendue, quelquefois il s'agit d'un broiement de l'os dans sa presque totalité.

Au sujet de la symptomatologie, je ne vous dirai rien de nouveau ; j'attirerai votre attention sur la diversité des fractures que nous sommes appelés à voir. Si dans les traités on classe les fractures en fractures fréquentes et en fractures rares, que l'on ne voit pour ainsi dire jamais, il n'en est plus de même en temps de guerre ; nous voyons toutes les variétés de fractures ; je dirai plus, les fractures classées comme rares sont les plus nombreuses. En effet, nous voyons à côté de la fracture classique, les fractures de l'angle du maxillaire, des branches montantes, de l'apophyse coronoïde, du condyle du maxillaire ; sans parler des fractures avec perte plus ou moins étendue du tissu osseux.

En un mot, nous voyons réunis dans le service de prothèse maxillo-faciale, tous les cas de fractures qui ont été décrites dans les traités classiques.

J'attirerai également votre attention, ceci vous facilitera la compréhension du traitement, sur les déplacements des fragments.

Ces déplacements, dus aux différentes actions musculaires, peuvent se faire en hauteur, en épaisseur ou dans le sens antéro-postérieur.

Je n'ai pas l'intention de développer devant vous le mécanisme des différents déplacements de chaque variété de fracture. Ceci m'entraînerait à des considérations théoriques que je voudrais éviter dans cette conférence.

Puisque je viens de vous parler du déplacement des fragments, je vais vous entretenir du principe essentiel qui domine toute la prothèse maxillo-faciale et qui nous permet de reconstituer la mâchoire aussi bien au point de vue fonctionnel qu'au point de vue esthétique. Ce principe essentiel réside dans ce que nous appelons l'articulé des dents. Qu'est-ce donc que l'articulé des dents?

Vous savez, que dans une mâchoire normale, les dents du maxillaire inférieur viennent porter pendant l'occlusion des mâchoires sur les dents opposées du maxillaire supérieur d'une façon déterminée et toujours semblable. Je parle bien entendu de l'articulé normal en laissant de côté les anomalies.

Or chaque fois que ces rapports normaux se trouveront modifiés de façon nette, vous pourrez affirmer qu'il y a fracture de l'un ou de l'autre des maxillaires.

Si dans les fractures des os longs, la palpation guide la réduction des fragments, dans les fractures des maxillaires, l'articulé seul est le guide sûr de la réduction; c'est un point de repère important et visible qui prime les renseignements donnés par la palpation.

Nous avons vu tout à l'heure que nous rencontrons dans notre service toutes les variétés de fractures des mâchoires décrites dans les traités classiques. Avant de vous parler de ces fractures, je veux insister dès maintenant sur un point qui est d'une importance capitale au point de vue du traitement et du resultat définitif, aussi bien fonctionnel qu'esthétique. Ce point capital réside dans la présence ou dans l'absence de dents sur les fragments du maxillaire fracturé.

Deux cas peuvent se présenter :

1° Ou bien, les deux fragments portent des dents ;

2° Ou bien, un seul des fragments porte des dents, l'autre en étant dépourvu.

Le fragment dépourvu de dents en a été privé, soit par le projectile, soit antérieurement à la fracture.

3° Ou bien il s'agit d'une fracture siégeant au niveau de l'angle du maxillaire en arrière de la dent de sagesse, dans ce cas le fragment postérieur n'a pas de dents.

Les cas les plus favorables sont ceux dans lesquels les deux fragments portent des dents car, ainsi que nous le verrons tout à l'heure, il est plus facile de réduire, de solidariser et d'immobiliser ces deux fragments. Dans les cas où un des fragments est dépourvu de dents, la coaptation et l'immobilisation sont beaucoup plus difficiles et plus aléatoires, et le résultat esthétique s'en ressentira.

Voyons maintenant les différentes variétés de fracture que nous observons.

Les fractures simples, c'est-à-dire celles dont le foyer ne communique pas avec l'extérieur, sont peu fréquentes en chirurgie de guerre.

Le plus souvent, ce sont des fractures compliquées et dont le foyer communique à la fois avec l'extérieur et avec le milieu buccal.

Les fractures simples se consolident facilement, grâce aux appareils dont je vous parlerai dans un instant. La consolidation est acquise généralement en six semaines ou deux mois. Ce sont-là des fractures bénignes et je ne m'y arrête pas.

Abordons les fractures les plus fréquentes, c'est-à-dire les fractures compliquées avec ou sans perte de substance.

Nous rencontrons des fractures avec perte d'un centimètre, quelquefois deux ou même plus du tissu osseux. Dans d'autres cas nous constatons la perte totale d'une branche montante du maxillaire inférieur. A l'un de nos blessés, il manque en totalité la branche montante gauche du maxillaire inférieur, ainsi qu'une partie de la branche montante droite. Un autre de nos malades présente une fracture multiple du maxillaire inférieur avec perte de la portion mentonnière. Un autre encore, atteint de fracture comminutive, a perdu les rebords alvéolaires des deux mâchoires, de plus il existe une perte de substance entre la branche montante droite et la région mentonnière.

Je ne multiplierai pas les exemples. Vous vous rendrez mieux compte lorsque je vous présenterai les blessés.

Toutes ces fractures sont des fractures graves et très longues à guérir. Les lésions tégumentaires qui accompagnent ces fractures doivent être soignées; les fragments réduits, ce qui demande un laps de temps très long. La condition essentielle, ici encore, est de réduire la fracture, maintenir les fragments et surveiller très attentivement l'articulé.

Dans les fractures où la perte de substance osseuse est minime, un cal osseux se formera, ou pourra se former; si la perte de substance est étendue, cet heureux résultat est moins probable, et il sera peut-être nécessaire de recourir au traitement chirurgical; il en sera de même à plus forte raison, dans les grandes pertes de substance dont je viens de parler. Dans le cas de perte de substance peu étendue, la production de tissu osseux de nouvelle formation n'est pas toujours la règle, un tissu fibreux plus ou moins serré s'interpose entre les deux fragments ; il se produit une pseudarthrose. Et si quelquefois cette pseudarthrose permet au blessé de faire mouvoir sa mâchoire en totalité, elle ne lui permet pas de mastiquer n'importe quels aliments ; la mâchoire manque de force, de résistance. Nous ne considérons pas ces blessés comme guéris. Nous verrons par la suite le traitement qu'il faut employer dans ces cas.

Vous voyez donc, que dans tous les cas de fractures des maxillaires, de la plus simple et la plus bénigne jusqu'à la plus compliquée et la plus grave, il faut réduire la fracture, il faut surtout rétablir l'articulé normal des dents.

Quelle méthode allons-nous donc employer?

Il en sera pour les fractures, comme il en est pour les constrictions des mâchoires, cette méthode sera douce, lente, progressive et pour ainsi dire indolore. En effet il ne s'agit pas seulement dans les cas de fracture du maxillaire de réduire la fracture, réduction qui peut se faire à la rigueur par la force, il s'agit surtout de rétablir l'articulé et de le maintenir. Pour atteindre ce but, nous employons la méthode douce, qui nous conduit petit à petit à l'articulé ; ce résultat obtenu, nous fixons les fragments dans cette position ; ceci fait il faut savoir attendre et surveiller journellement le blessé.

Au moyen de quels appareils obtenons-nous ces résultats. Ces appareils sont presque toujours en métal coulé (argent-maillechort) et s'adaptent sur les dents : C'est ici, que vous allez saisir l'importance que j'ai attribuée il y a quelques instants à la présence où à l'absence d'une ou plusieurs dents sur les fragments. En effet, lorsque les deux fragments ont encore des dents, il est beaucoup plus facile de réduire exactement la fracture en nous basant sur l'articulé. La fracture réduite, les fragments sont maintenus en place par un appareil lequel prend point d'appui sur les dents des deux fragments. De cette façon les deux fragments sont solidarisés et le mouvement de la mâchoire entraîne en bloc tout le maxillaire. Dans le cas ou un seul fragment possède des dents, comme cela arrive dans les fractures de l'angle du maxillaire, nous ne pouvons agir que sur le corps du maxillaire. Le fragment qui n'a pas de dents est difficilement immobilisable et une légère déformation subsiste après la guérison.

J'insisterai encore un fois sur la nécessité de conserver les dents, en aussi mauvais état soient-elles, ces dents peuvent nous servir de point d'appui pour l'application de nos appareils.

Pour avoir des appareils d'une précision absolue nous prenons les empreintes au plâtre. Ces empreintes sont souvent prises en plusieurs parties, en raison de la mobilité et du déplacement des fragments du maxillaire, puis elles sont reconstituées morceau par morceau, travail minutieux et qui demande une grande habitude. On coule ensuite le modèle et c'est sur ce modèle que nous allons faire notre appareil en cire, enfin couler le métal à cire perdue. Vous pouvez vous rendre compte en visitant le laboratoire, des soins qu'il faut apporter pour l'exécution de ce genre de travail; l'appareil est ensuite essayé au blessé. Vous verrez que ces appareils recouvrent une, plusieurs, ou toutes les dents, et que la surface articulaire des dents est à découvert. Ce dernier point a une grande importance, il nous permet de vérifier chaque jour la position respective des dents et de juger sans erreur possible du moment où l'articulé est redevenu normal.

Autre avantage, le malade n'éprouve aucune gène, il peut dans certains cas mastiquer comme s'il ne portait pas d'appareil.

A la face antérieure de ces petits appareils, à leur face vestibulaire sont fixés de petits crochets ouverts en haut pour le maxillaire supérieur et ouverts en bas pour le maxillaire inférieur. L'appareil mis en bouche, scellé au ciment sur les dents, fait donc corps avec les maxillaires. Alors nous pouvons fixer à ces petits crochets différentes élastiques, plus ou moins résistants, d'une force plus ou moins grande, et dont nous pourrons varier la force de traction à volonté.

Le point d'appui sera le maxillaire supérieur, le point mobile le fragment à réduire.

La force des élastiques tendra à ramener dans la position voulue le maxillaire fracturé. Il s'agit bien là, comme je le disais, d'une action lente, douce, indolore, et permanente, car ces élastiques restent constamment en place. Dans certains cas et lorsque le nombre des élastiques est gênant au point de vue de l'alimentation, ces élastiques sont enlevés avant le repas, et remis aussitôt après.

Cette action, douce, permanente et presque toujours indolore permet de ramener les fragments en place très rapidement, nombre de fois nous sommes surpris nous-mêmes de la rapidité avec laquelle le résultat est obtenu ; il faut dire que dans tous les cas il n'en est pas ainsi, et qu'il est des cas où les appareils doivent être laissés plusieurs semaines, quatre, cinq, six semaines avant d'atteindre le résultat voulu. Lorsque nous arrivons à l'articulé dentaire, nous pouvons considérer la fracture comme réduite.

Les fractures des maxillaires ne sont pas comparables aux fractures des autres os, et je puis dire qu'à ce point de vue nous sommes favorisés : connaissant les rapports normaux des arcades dentaires, il est évident que lorsque nous aurons obtenu chez nos blessés l'articulé normal, nous n'avons pas à nous préoccuper d'autre chose.

L'articulé des dents obtenu, peu importe s'il persiste une déformation, cette déformation ne sera pas gênante, car ce n'est souvent qu'une déformation apparente, déformation tégumentaire, justiciable d'une opération simple plus tard.

Je dirai plus : l'articulé seul importe ; un blessé guéri de sa fracture sans déformation apparente et dont l'articulé ne sera pas normal, dont les arcades dentaires ne correspondront pas, ne pourra pas mastiquer convenablement.

Cette force lente, douce, indolore, obtenue par les élastiques placés sur les appareils, que je vous ai décrits, s'appelle la force intermaxillaire.

La force intermaxillaire est donc la force agissant entre les deux mâchoires, force ayant un point d'appui fixe, en général le maxillaire supérieur, un point d'appui mobile, en général le maxillaire inférieur ou un de ses fragments.

Il est évident que c'est au spécialiste de diriger l'action de cette force.

Il y a des cas ou l'on peut employer la force mono-maxillaire ; l'appareil porte sur un seul maxillaire, un fragment étant considéré comme point fixe, l'autre fragment comme point mobile.

Mais il existe des cas où ces forces, monomaxillaire et intermaxillaire, ne peuvent être employees ; il s'agit des mutilés graves de la face : un éclat d'obus par exemple, comme chez un de nos blessés, aura tranché les rebords alvéolaires, le maxilaire inférieur est atteint de fractures multiples ; un autre blessé présente des factures multiples, des brides cicatricielles gênantes. Dans ces cas il faudra recourir à la force crânio-maxillaire, le point fixe sera le crâne, le point mobile le maxillaire fracturé.

Je ne veux pas entrer dans les détails techniques de la force crânio-maxillaire, que j'ai tendance à abandonner de plus en plus pour ses multiples inconvénients.

Vous pourrez vous rendre compte, en voyant un de mes blessés porteur d'un appareil de ce genre, combien ce blessé paraît malheureux.

C'est qu'en effet il s'agit d'un appareil en général douloureux, pénible à supporter et frappant toujours l'imagination du malade, aussi je n'emploie cet appareil que lorsqu'il est impossible de faire autrement.

Mais alors que faut-il faire pour remplacer cette force crânio-maxillaire, et quels appareils allons-nous lui substituer?

Nous modifierons seulement les appareils employés pour les forces intermaxillaires et cela de la façon suivante.

Nous fixerons sur les appareils en métal coulé dont je vous ai parlé, de petits tubes horizontaux, dans lesquels viendront s'engager des tiges de métal formant fourche, laquelle fourche sortira de la bouche et s'avancera au devant des lèvres de 5, 6, 8 centimètres au plus.

A cette tige métallique, point fixe extra-buccal, seront fixés les élastiques qui attachés à l'appareil scellé sur le fragment à déplacer, le tireront d'arrière en avant, et de haut en bas, ou de bas en haut selon les nécessités.

Vous verrez plusieurs blessés portant des appareils de ce genre, et vous pourrez vous rendre compte que lorsque ces appareils sont applicables, ils sont de beaucoup préférables à la force crânio-maxillaire.

Mais me direz-vous, en voyant ces blessés munis de leurs attelages élastiques, comment peuvent-ils s'alimenter. La réponse est simple, il faut enlever les élastiques et cette fourche métallique avant les repas, les appareils de la bouche restant à demeure, vous ai-je dit; après les repas il faut remettre la fourche métallique, remettre les élastiques et graduer la force, ajouter ou retrancher selon les cas. Enfin pour la nuit nous enlevons également l'appareil extra-buccal. Vous voyez donc que ces blessés doivent être suivis de très près, et que les soins à leur donner sont de chaque instant; car, non seulement il faut mettre les appareils, les enlever, les remettre, les enlever à nouveau, mais il faut chez tous les blessés des mâchoires faire au moins deux fois par jour, après chaque repas, une toilette minutieuse de la bouche. N'oublions pas que le milieu buccal est un milieu septique par excellence.

Je vous ai dit que les élastiques devaient être modifiés en force et en direction ; il faut se rendre compte chaque jour si le fragment à mobiliser et à ramener en place suit bien le chemin qu'on veut lui faire parcourir.

Vous voyez donc, que depuis la prise d'empreinte, travail minutieux et tout spécial jusqu'à la remise en place de l'articulé du blessé, nos blessés doivent être l'objet de soins constants, d'attentions de chaque jour, et que le personnel attaché au service de prothèse maxillo-faciale ne peut disposer d'aucun instant de repos. Il est juste de dire que les chirurgiens-dentistes, et les mécaniciens-dentistes affectés au service, sont à tous points de vue dignes d'éloges, et qu'ils remplissent leur tâche souvent ingrate, avec le dévouement le plus simple et le plus méritoire.

Pardonnez-moi cette petite digression, et voyons ce qu'il advient de nos blessés lorsque leur articulé a été remis en place, lorsque leur fracture est réduite.

Une fois la fracture réduite, l'articulé en place, il faut de la patience et beaucoup de patience.

Si la perte de substance est peu étendue, la fracture récente, oh ! cela va très vite, six semaines, deux mois, le malade est guéri. Mais jusqu'ici la majorité des blessés que nous avons reçus, sont des blessés de vieille date (six mois, onze mois, quinze mois). Dans ces cas il y a presque toujours une pseudarthrose, et le plus souvent une pseudarthrose très lâche.

Dans ces cas lorsque l'articulé est en place, lorsque les arcades dentaires ont retrouvé leurs rapports normaux, nous supprimons la force intermaxillaire, et nous maintenons l'articulé en place à l'aide d'un guide. Un guide, c'est tout simplement une tige métallique soudée en général à l'appareil scellé sur le maxillaire inférieur, tige métallique, plate, mais de forme variable, qui vient s'engager dans une coulisse métallique scellée sur l'appareil du maxillaire supérieur. Cette tige métallique pendant l'ouverture de la boucle, ne peut sortir de sa glissière, les maxillaires sont donc maintenus en bonne position, le malade peut mouvoir ses mâchoires, manger comme tout le monde, sauf peut-être qu'il ne pourra pas mastiquer des aliments trop résistants.

Le guide en place il faut encore savoir attendre ; et j'ai eu le plaisir et la satisfaction de constater pour plusieurs de nos blessés, d'abord un début de consolidation, puis une consolidation définitive là où l'on aurait été tenté d'intervenir chirurgicalement. Cette attente peut-être de un à quatre mois. Si, au bout de plusieurs semaines un léger mouvement du fragment antérieur paraît se transmettre au fragment postérieur, si l'angle de la mâchoire paraît être entraîné, il faut attendre, il y a bien des chances pour que la consolidation totale se produise. Malheureusement il n'en est pas toujours ainsi, surtout dans les grandes pertes de substance, dans les grands délabrements du tissu osseux. Il faut alors recourir à la chirurgie.

Qu'allons-nous faire au point de vue opératoire ?

Notre articulé est en place, les fragments restent mobiles et indépendants, il faut les solidariser. Par quel moyen? on a essayé de fixer les fragments par des plaques métalliques (plaques de Lambote); les plaques métalliques employées, sont des plaques en acier vanadié, dites plaques de Lane (du nom du chirurgien anglais qui les a préconisées). Ce sont de toutes petites plaques de quelques centimètres de longueur, portant à chaque extrémité un ou deux trous; nous faisons également dans notre laboratoire de prothèse, des plaques en argent coulé, de formes plus ou moins semblables et qui peuvent être employées au même titre. Je ne vous décrirai pas l'opération; sachez qu'on opère en dehors de la bouche, le maxillaire est dénudé, le tissu fibreux excisé, les fragments osseux avivés, l'articulé bien et soigneusement maintenu en place, grâce à l'appareil fixe, scellé dans la bouche; on applique la plaque de métal reliant les deux fragments du maxillaire, on la visse à chaque extrémité, on suture, on obtient la cicatrisation par première intention.

Ces plaques présentent des inconvénients; en agissant comme corps étrangers, elles produisent de l'ostéoporose, quelquefois de la suppuration; aussi a-t-on tendance à les abandonner.

Dans les cas de perte de substance plus étendue, ou de pseudo-arthroses anciennes et trop lâches, nous avons recours à la greffe ostéo-périostique.

La greffe ostéo-périostique est prise à la face interne du tibia de l'opéré.

La greffe ostéo-périostique est faite ; que va-t-il se produire ?

Les blessés que nous avons opérés de cette façon, ont suppuré. C'est une opération délicate, et le voisinage de la bouche, milieu septique par excellence, explique cette supuration. Or, malgré cette supuration, malgré l'élimination du tissu compact des greffes, le périoste reste et fait œuvre utile ; deux malades opérés récemment, sont en voie de guérison ; il y a production de tissu osseux, de nouvelle formation. Certes, la question n'est pas au point, mais je crois qu'il y a beaucoup à faire de ce côté; une nouvelle technique nous permet d'espérer des résultats plus satisfaisants pour l'avenir.

On a employé également les greffes cartilagineuses ; que vaut ce procédé au point de vue des fractures des maxillaires ?

Le procédé est excellent, et donne des résultats esthétiques très satisfaisants. Je vous ai dit que les greffes ostéo-périostiques faites dans notre service, me donnaient les plus grandes espérances, malgré la suppuration, au point de vue du résultat final; n'en serait-il pas ainsi que ces malades auraient du être opérés malgré tout.

Je ne m'arrêterai pas longtemps aux fractures du maxillaire supérieur. Dans les cas de fractures du maxillaire supérieur, l'os lui-même ne subit pour ainsi dire pas de déformations considérables.

La fracture, une fois réduite, est plus facilement maintenue en place, la contention des fragments est beaucoup plus simple. Nous pouvons tout voir également ici, depuis la fracture simple à trait linéaire, la fracture de la tuberosité, l'ouverture du sinus et la perforation plus ou moins étendue de la voûte. La consolidation est assez rapide. Et à ce sujet, je vous dirai pour les maxillaires, ce qu'on peut dire pour les autres fractures comminutives des os, n'enlevez pas les esquilles, à moins que celles-ci ne soient de véritables sequestres, car très souvent, ces petites esquilles sont ostéo-périostiques et elles pourraient être de la plus grande utilité pour la consolidation osseuse subséquente. Elles jetteront des ponts osseux, entre les fragments principaux, la régénération osseuse sera plus rapide; souvent même sans cet appoint; elle ne pourrait avoir lieu, vous verrez dans un instant, un malade portant un appareil d'argent coulé qui maintient tout le bloc incisif. Au début, j'ai été sur le point d'enlever le bloc incisif qui constituait un sequestre. Un appareil fut appliqué, appareil avec vis de rappel ; le point d'appui était fourni par les grosses molaires, et le bloc incisif remonté fut petit à petit, lentement, progressivement ramené en articulé avec les incisives inférieures. Au bout de quelqnes semaines, on vit la suppuration diminuer, puis disparaître, le bloc incisif se consolidait peu à peu, et je puis espérer aujourd'hui que la guérison sera complète. Le blessé porte son appareil depuis trois mois, et il a toujours pu manger très facilement, nous laisserons probablement cet appareil encore deux mois en place, le résultat sera parfait, je l'espère.

Je vous montrerai des moulages de perte de substance irréparables, des cas de pertes osseuses de la voûte palatine plus ou moins étendues; dans ces cas, nous faisons un appareil de prothèse obturant ces orifices anormaux et le blessé qui ne pouvait manger, qui ne parlait que d'une façon inintelligible, peut être considéré comme guéri, aussitôt son appareil en place.

La lésion persiste, les inconvénients en sont supprimés. Je vous montrerai également des appareils de prothèse destinés à obturer des communications anormales de la bouche avec le suins maxillaire, avec les fosses nasales, appareils qui donnent les résultats les plus satisfaisants. Je vous montrerai des appareils de prothèse destinés à assouplir des cicatrices vicieuses et gênantes des commissures labiales, des joues. Des appareils bajoues destinés à repousser des brides muqueuses, venant s'interposer entre les arcades dentaires, tous appareils très simples et donnant rapidement sans grande douleurs le résultat visé.

J'ai terminé, avec la partie technique, je vous montrerai maintenant nos blessés, et vous pouvez vous convaincre de visu des résultats obtenus; puisque vous aurez le moulage initial, vous pourrez ainsi constater l'amélioration; dans certains cas, le gain acquis, dans d'autres cas la guérion définitive.

Puis nous passerons si vous le voulez bien à mon service, où vous pourrez suivre des yeux les diverses phases de la fabrication des appareils, depuis la prise d'empreinte initiale jusqu'à la pose de l'appareil en bouche.

Le Mans, imprimerie Monnoyer. — 1916.

www.ingramcontent.com/pod-product-compliance
Ingram Content Group UK Ltd.
Pitfield, Milton Keynes, MK11 3LW, UK
UKHW012129240726
13965UKWH00005B/2054